GUÉRISON

DU

CHOLERA-MORBUS.

LETTRE D'UN MÉDECIN A SES CLIENS

SUR LE CHOLÉRA,

SES CAUSES, SES SYMPTÔMES, SON TRAITEMENT D'APRÈS LA MÉTHODE CURATIVE QUI A OBTENU LE PLUS DE SUCCÈS A VARSOVIE, SAINT-PÉTERSBOURG, ETC.

SUIVIE

Des moyens préservatifs, et d'une Notice sur les soins à donner au malade en l'absence ou en attendant l'arrivée du médecin, Et d'une Liste des médicamens indispensables à cette occasion.

PAR

M. LE Dr. COURTIES D'EAUZE,
MEMBRE DE PLUSIEURS SOCIÉTÉS SAVANTES.

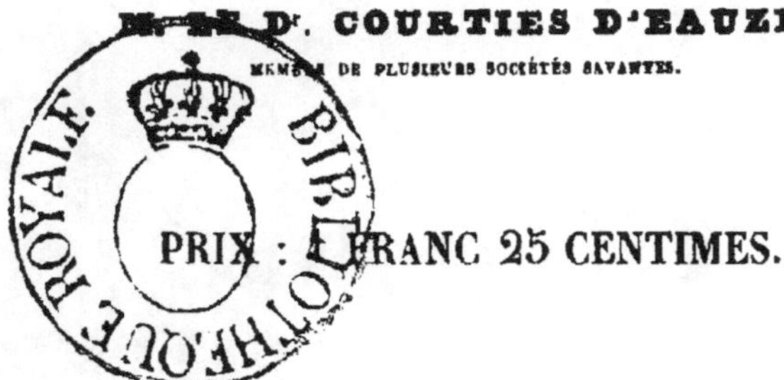

PRIX : 1 FRANC 25 CENTIMES.

PARIS.

LIBRAIRIE LADVOCAT, PALAIS-ROYAL.

1832.

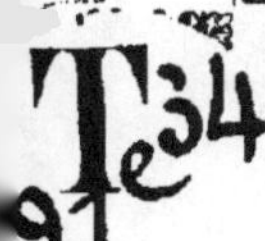

GUÉRISON

DU

CHOLÉRA-MORBUS.

Imprimerie et Fonderie de G. Doyen, rue Saint-Jacques, n. 38.

GUÉRISON

DU

CHOLERA-MORBUS.

LETTRE

D'UN MÉDECIN A SES CLIENS

SUR LE CHOLÉRA,

SES CAUSES, SES SYMPTÔMES, SON TRAITEMENT
D'APRÈS LA MÉTHODE CURATIVE QUI A OBTENU LE PLUS DE SUCCÈS
A VARSOVIE, SAINT PÉTERSBOURG, ETC.

SUIVIE

Des moyens préservatifs, et d'une Notice sur les soins à donner
au malade en l'absence ou en attendant l'arrivée du médecin,
Et d'une Liste des médicamens indispensables à cette occasion.

PAR

M. LE Dr. COURTIES D'EAUZE,
MEMBRE DE PLUSIEURS SOCIÉTÉS SAVANTES.

PARIS.
LIBRAIRIE LADVOCAT, PALAIS-ROYAL.
1832.

AVERTISSEMENT.

La plupart des personnes dont je possède la confiance, comme médecin, m'ont plusieurs fois demandé de leur faire connaître les moyens de se préserver du choléra. C'est pour satisfaire à ce vœu général de mes cliens, que je publie aujourd'hui cette lettre. Elle est un résumé de tout ce qui a été dit sur les moyens propres à se préserver du fléau. Nous avons cru devoir particulièrement insister sur la question de la contagion. Nous pensons que nous serons assez heureux pour persuader à nos lecteurs que cette maladie n'est point contagieuse. C'est par des faits incontestables et tout-à-fait décisifs que nous combattons l'opinion des *contagionistes*. Nos raisonnemens, quoique scientifiques, seront à la portée de tout le monde, et mettront le public à même de se prononcer sur cette question qui divise aujourd'hui le monde médical.

Quelques confrères nous diront, peut-être : A quoi bon entretenir les gens du monde d'une question toute scientifique? Nous répondrons qu'il importe beaucoup de leur faire connaître toute la vérité, surtout lorsque, comme ici, elle est bonne à dire. Nous ajouterons d'ailleurs que les gens du monde ont tous soif d'explications; que la plupart d'entre eux sont versés dans les sciences exactes, et que nous aurions mauvaise grâce, nous médecin, à ne point jouer avec eux *cartes sur table;* nous ne sommes plus à cet heureux temps de Molière où MM. les *Purgons* étaient d'autant plus savans qu'ils étaient plus inintelligibles. Grâces aux progrès de l'esprit humain, nous touchons à une époque où, pour acquérir la réputation de médecin instruit, il faudra l'être réellement. Dans les sciences, comme en politique, les réputations usurpées seront désormais impossibles.

M. MOREAU DE JONNÈS.

M. Moreau de Jonnès, qui n'est pas médecin, n'en est pas moins sans contredit celui qui s'est le plus occupé du choléra. Le premier il nous a signalé ce fléau faisant en 1817 de grands ravages au Bengale. Parti de là il nous le montre visitant Ceylan, l'île Bourbon, les Molluques, les Philippines, Canton et Pékin. Après cette excursion, il revient sur ses pas, rentre dans l'Indoustan son pays natal, se porte sur Bombay, de là traverse la Perse qu'il respecte, et va exercer ses ravages dans les villes d'Ozembourg, Astracan et Archangel; bientôt on le voit s'acheminer vers l'Europe, y pénétrer, et, dans l'espace de quelques mois, décimer les populations de Moscou, Pétersbourg, Varsovie, Berlin, Vienne, etc., etc.... A cette même époque, il étend ses ravages au loin dans l'Orient, et quelques jours lui suffisent pour dépeupler les grandes cités de l'Égypte. A l'heure qu'il est, il exerce ses ravages en Angleterre.

M. Moreau de Jonnès, qui nous a admirablement tracé l'itinéraire de ce fléau, nous a donné aussi la somme totale de ses victimes. Le chiffre en est tellement effrayant, que nous sommes tenté de croire son calcul faux[1]. Nous savons en effet que c'est de son cabinet que M. Moreau de Jonnès a observé le choléra; c'est là aussi où il a additionné ses victimes; et c'est pour cette raison que nous pensons qu'il a pu se glisser quelques erreurs dans son compte rendu; erreurs qui nous font paraître ce fléau beaucoup plus effrayant qu'il ne doit l'être.

Pour vous mettre à même de braver impunément cette maladie, je vais vous faire connaître: 1° Les causes qui la produisent; 2° les signes à l'aide desquels on peut la reconnaître; 3° les moyens hygiéniques propres à la prévenir. C'est là l'objet principal de ma lettre. J'ai la conviction intime que, si je vous trouve dociles à mes conseils, je parviendrai aisément à vous préserver de toute atteinte de choléra; 4° enfin je vous ferai connaître le traitement qui a obtenu le plus de succès à Varsovie, Saint-Pétersbourg, etc.

[1] M. Moreau de Jonnès fait monter le nombre des victimes jusqu'au-delà de cinquante millions.

DES CAUSES.

Ces causes se divisent en *prochaines* ou *primitives*, en causes *éloignées* ou *secondaires.*

La cause prochaine du choléra selon les contagionistes serait un principe contagieux qu'on appelle *virus pestilentiel.*

Selon les anti-contagionistes, la cause *primitive* serait *une circonstance particulière* de l'atmosphère, *un trouble météorologique,* dont l'action morbide agirait sur tel système d'organes, dans des conditions données.

Quoi qu'il en soit de ces deux opinions, nous allons vous exposer les argumens divers des partisans de l'une et l'autre; et afin de vous mettre à même de les apprécier à leur juste valeur, nous allons commencer par vous dire ce qu'on entend en médecine par ces mots *contagion*, *infection, maladie épidémique, maladie endémique.*

Le mot *contagion* dérive du verbe *tangere,* toucher. Ce mot sert à désigner le mode de transmission d'une maladie, d'un individu à un autre, soit par le contact *médiat* ou *immédiat.*

On n'admet comme maladies contagieuses que celles qui se transmettent par le toucher *immédiat* de la personne affectée, ou par le contact des objets qu'elle-même a touchés pendant la maladie. Ainsi donc l'air ne saurait servir d'intermédiaire à la contagion.

L'agent à l'aide duquel une maladie contagieuse se transmet s'appelle *virus*. Pour gagner une maladie contagieuse, il faut que ce *virus* soit absorbé : pour être absorbé il faut qu'il soit en contact avec la peau. Cette absorption se fait par les vaisseaux lymphatiques qui abondent sur toute la surface de notre corps. Il est certain que cette faculté *absorbante* des lymphatiques n'est pas la même chez tous les individus. Il y a chez chacun de nous une manière d'être qui nous est *naturelle* ou *acquise* ; voilà ce qui explique pourquoi tel individu résiste à la contagion et tel autre y succombe.

INFECTION.

Le mot *infection* vient du latin *inficere*, infecter. Il veut dire, en médecine, *l'action qu'exercent sur notre économie les particules délétères répandues dans l'air.*

L'*infection* peut être produite par des particules délétères de nature différente.

1° Par les *effluves* ou exhalaisons des marais;

2° Par des miasmes qui s'échappent du corps vivant malade, ou en santé;

3° Par des émanations *putrides* produites par la décomposition de matières animales.

4° Enfin ne pourrait-on pas admettre comme cause d'*infection* un excès d'électricité répandue dans l'atmosphère?

L'air devient ici le véhicule de toutes ces diverses espèces de particules; de sorte qu'en vivant dans une atmosphère qui en est chargée, on peut contracter des maladies qui varient selon leur nature.

Ainsi, comme nous l'avons déjà dit, la *contagion* a pour agent un *virus*, pour mode de transmission son absorption par un contact *immédiat* ou *médiat*. L'*infection*, au contraire, est amenée par des particules *délétères* répandues dans l'air.

MALADIE ÉPIDÉMIQUE.

On appelle maladie épidémique celle qui sévit à la fois sur un grand nombre d'individus.

Parmi les personnes étrangères à la médecine, il n'est pas rare d'en trouver un grand nombre qui croie que toutes les maladies *épidémiques* sont *contagieuses*. Cela vient évidemment de ce que ces personnes ont vu plusieurs individus de la même famille, d'une même maison, se trouver affectés à la fois de la même maladie. La cause d'une maladie *épidémique* tenant presque toujours ou à l'état actuel de l'atmosphère dans une contrée, ou à l'altération de l'atmosphère par quelque foyer *putride*, il n'est pas étonnant alors qu'un grand nombre de ceux qui sont soumis à l'influence de la même cause se trouvent affectés à la fois de la même maladie. Ainsi, par exemple, si, à Paris, comme nous avons eu occasion de l'observer l'hiver dernier, la température qui est à 15 degrés s'abaisse tout-à-coup à 0/0, on verra tout aussitôt le dixième de la population contracter des rhumes plus ou moins intenses. Cette maladie s'appellera *épidémique*, et aura pour cause l'abaissement subit de la température.

Il en serait de même si un foyer putride venait à exister. Je suppose qu'une prison ou un hôpital soit encombré de malades affectés de fièvres graves, il est évident qu'il s'en dégagera des miasmes *putrides* qui altéreront plus ou moins l'atmosphère, et produiront chez ceux qui habitent le lieu, et ceux qui l'avoisinent des fièvres *malignes*, des *typhus*, etc.

MALADIE ENDÉMIQUE.

On appelle maladie *endémique* celle qui règne constamment dans le même lieu, à cause de la persévérance des causes qui la produisent : ainsi, le goêtre constitue une maladie *endémique* dans quelques vallées humides et profondes des Alpes et des Pyrénées. Cela tient à ce que cette maladie est due à la nature des eaux qu'on y boit, et qui sont les mêmes pendant toute l'année, etc.

Maintenant que vous connoissez le sens véritable qu'on attache aux mots *contagion*, *infection*, *épidémique*, *endémique*, il vous sera facile, je pense, de saisir toute la portée des argumens en faveur et contre la contagion. Vous allez être juge vous-même en ces débats.

M. de Mortemart, notre ambassadeur à Saint-Pétersbourg, vient de publier une brochure fort remarquable sur le choléra. Les faits qui s'y trouvent relatés sont d'une très haute importance tant à cause de leur degré de certitude, que de l'esprit éminemment observateur qui a présidé à leur choix. M. de Mortemart présente deux séries de faits. Les faits de la première série sont tous en faveur de la non-contagion. Parmi ces faits, on y trouve le suivant qui nous paraît tout-à-fait concluant : « Dans le grand nombre d'éta-« blissemens consacrés aux cholériques, les per-« sonnes dévouées à leur soin n'ont même pas été « frappées d'après *les chances générales* (p. 13). » Ainsi donc, d'après ce fait, les médecins et les infirmiers qui se trouvaient nuit et jour auprès des malades, qui étaient sans cesse en contact avec eux, non seulement n'ont pas gagné la maladie, mais même, ils se sont trouvés là à l'abri de ses coups[1] ! Un tel fait n'a pas besoin de commen-

[1] Les communications faites à l'Académie par le docteur Dalmas confirment ce fait.

taire; il prouve, selon nous, de la manière la plus évidente, que cette maladie n'est transmissible ni par le mode de *contagion*, ni par celui d'*infection miasmatique.*

Dans la deuxième série de faits, M. de Mortemart s'exprime ainsi : « Un concert unanime, une « évidence palpable, établit cette vérité ; que la « maladie, partie de l'Inde, s'est approchée succes- « sivement de nous en suivant la route que lui « traçaient les migrations ou voyages d'hommes, « ou les transports de marchandises. Qu'ainsi les « fleuves navigables, les grandes routes et les « chemins suivis par les caravanes ont été comme « autant de canaux conducteurs de ce fléau. » Nous répondrons à cela, que, partout où le choléra s'est montré, partout ses premières victimes ont été les personnes qui s'exposaient aux intempéries de l'air, celles qui passaient les nuits dehors, qui se trouvaient mal vêtues, mal nourries, malpropres, etc. Or, soit qu'ils fussent sur un navire, sur une grande route, ou à travers les chemins du désert, les voyageurs se sont constamment trouvés dans ces conditions ; c'est toujours au milieu de ce concours de circonstances qu'ils ont été frappés. Il n'est donc pas étonnant qu'ils aient été partout les premières victimes.

Le grand argument des contagionistes, c'est que la maladie partie de l'Inde s'est successivement approchée de nous, et qu'elle n'a pu ainsi voyager qu'en se transmettant d'un individu à un autre, ou de masse à masse... Quant à nous, nous protestons contre cette faculté de *locomotion* qu'on donne au choléra. Nous préférons plutôt (et ceci rentre dans l'ordre naturel des choses) donner cette faculté de déplacement aux circonstances atmosphériques, qui, selon nous, produisent cette maladie. En admettant notre assertion, nous ne craignons pas que des faits matériels viennent la contredire; tout, au contraire, s'expliquera clairement; et on ne sera pas forcé, comme le veut M. de Mortemart, de créer de nouvelles expressions, pour définir une maladie qui, selon lui, mettrait en défaut et la science, et notre langue, et notre philosophie.

Un autre argument que les contagionistes mettent en avant est celui-ci. Cette maladie, nous disent-ils, partie de l'Inde, s'est montrée partout *la même*, quels que fussent le climat, la température, les mœurs des habitans, etc. Il ne nous sera pas difficile de répondre à un tel argument, que nous sommes étonné de trouver sous la plume d'un médecin académicien dont nous estimons le talent [1]. Une *pneumonie* (fluxion de poitrine), présente partout les mêmes symptômes, la même physionomie, à Calcuta comme à Paris, à Pétersbourg comme à Lisbonne, et cependant nous ne sachons pas que quelque médecin se soit étayé de ce fait pour en faire une maladie contagieuse. Que de maladies non contagieuses qui sont les mêmes en tous pays!

Après avoir exposé ces deux séries de faits, M. de Mortemart nous apprend qu'il n'est ni pour ni contre la contagion. Qu'est-il donc? notre diplomate est *transmissioniste*. Mais nous observerons à M. de Mortemart qu'une maladie qui se transmet d'un individu malade à un individu sain, doit être réputée *contagieuse*. Transmission ne peut signifier ici autre chose que contagion. Il est vrai que M. de Mortemart nous dit que c'est une *transmission subtile* (bien subtile en effet,)

[1] M. Bousquet, *Lettre à un magistrat sur le Choléra.*

qui exige moins de rapprochement, moins de contact que la contagion. Ainsi le raisonnement de M. de Mortemart équivaudrait à celui-ci : Plus on fera pour contracter la maladie, moins on y parviendra ; moins on s'y exposera et plus facilement on la gagnera. C'est comme si on disait : Tel individu perd la raison en buvant un petit verre d'eau-de-vie, il la raffermit au contraire en en buvant quelques pintes. Cette manière de raisonner ne nous paraît point conforme à la saine logique. Notre esprit se refuse à admettre la *transmission*, telle que la conçoit M. de Mortemart.

Partout où le choléra s'est montré, partout où il se montrera, les partisans de la contagion ne manqueront pas de trouver leur argument banal, la transmission par quelques voyageurs ou l'envoi de marchandises provenant d'un pays infecté... Dans l'état de sociabilité où se trouve l'Europe, nous pouvons même dire le monde entier, avec les rapports fréquens qui existent entre les peuples, il sera toujours facile en effet aux partisans de la contagion d'alléguer une circonstance de ce genre-là. Si, par exemple, la maladie venait à se manifester dans ce moment à Paris, les contagionistes, qui n'auraient pas là de vaisseaux de Hambourg tout prêts, ne manqueraient pas de dire que des Prussiens et Allemands viennent d'arriver récemment à Paris, et que, selon toute probabilité, ils ont apporté avec eux le germe de la contagion. Cependant, j'en appelle à tous les médecins de bonne foi, n'existe-t-il pas à Paris, depuis plusieurs mois, une *constitution médicale*, qui imprime à presque toutes les maladies un cachet particulier? Qui de nous n'a été frappé du grand nombre de malades, offrant des *coliques*, des *vomissemens*, etc.; ne sont-ce pas là les préludes de la maladie qui nous menace? Et, ce que nous expliquons maintenant par une *circonstance météorologique*, faudra-t-il plus tard, quand la maladie sera parvenue à un plus haut degré d'intensité, avoir recours au mot *contagion* pour nous en rendre compte?

En nous résumant nous dirons :

1° Que la *transmission* admise par M. de Mortemart n'est autre chose que la *contagion*, puisque par elle un individu malade communique sa maladie à un individu sain. Or, il nous semble que nous avons prouvé par ce qui précède que la *contagion* est inadmissible.

2° Que toute contestation cessera entre les médecins, le jour où l'on aura admis que le choléra est dû à des circonstances *météorologiques.*

3° Qu'il est conforme aux lois qui régissent l'univers d'admettre que certains troubles météorologiques peuvent successivement faire le tour du globe, en laissant partout des traces de leur pernicieuse influence.

Nous venons de vous exposer les principaux argumens *pour* et *contre* la contagion. Vous avez vu que nous nous sommes hautement prononcé contre toute *transmission.* Notre opinion là-dessus est irrévocablement arrêtée, et nous pensons qu'aucune considération ultérieure ne pourra la changer. Il importe au bien-être des nations, comme aux relations affectueuses des familles, que cette vérité soit universellement proclamée. Non, le choléra-morbus n'est point contagieux. Les barrières que lui opposent les gouvernemens seraient ridicules si elles n'étaient vexatoires et ruineuses pour les peuples. Que dans le fond de la Russie on ait formé des cordons sanitaires, alors qu'on ne connaissait point encore la maladie, nous le concevons très bien ; mais qu'en France, on fasse usage des cordons prétendus sanitaires, alors qu'un concours immense d'observateurs instruits et impartiaux qui ont vécu au milieu de l'épidémie, assurent et prouvent par des faits irrévocables que cette maladie n'est point contagieuse, c'est ce qui a lieu de nous surprendre et de nous affliger.

Cette digression, quoique longue, ne sera pas sans utilité, si je puis vous rendre *anti-contagioniste.* Cette opinion une fois arrêtée, éloignera de vous toute crainte de gagner la maladie, si, contre mon attente, vous étiez appelé à prodiguer vos soins à un parent ou un ami.

Nous allons revenir aux causes du choléra.

Les causes *secondaires* ou *occasionnelles.* Les variations atmosphériques, les orages et les fortes pluies, les lieux bas et humides, une population pauvre, resserrée dans des rues étroites, les logemens peu aérés, le refroidissement subit, la malpropreté, l'intempérance, la nourriture exclusive de végétaux, l'absence de boissons fermentées, l'usage immodéré de liqueurs alcooliques, les excès en tout genre, sont autant de causes secondaires qui peuvent contribuer au développement de cette maladie. Nous pourrions ajouter l'usage des fruits; car nous savons en France, par expérience, que c'est en automne, époque où l'on mange des fruits, qu'on observe une grande quantité d'individus affectés de choléra sporadique. C'est ce qui a fait dire à un de nos grands maîtres[1] que le choléra revenait aussi sûrement en automne que les hirondelles au printemps.

L'expérience a prouvé également que les individus faibles, épuisés par des maladies, ou des excès, devenaient les premières victimes.

Une idée consolante, dit M. de Mortemart, c'est que les jeunes gens, les femmes et les enfans ont été très rarement attaqués par cette maladie. L'enfance, par sa candeur et la pureté de sa conscience, paraît même constituer la condition d'exception la plus positivement constatée. Ainsi le choléra sévit de préférence sur les hom-

[1] Sydenham.

mes faits. Singulière destinée! admirable prévoyance qui fait que ce fléau s'attaque aux plus forts, comme plus capables de lui résister!

DES SIGNES OU SYMPTOMES DU CHOLÉRA.

Cette maladie se divise en trois périodes bien distinctes.

Dans la première période, il existe des symptômes *précurseurs*, comme un certain malaise, des pesanteurs de tête, une inquiétude vague, une tristesse profonde; mais tous ces symptômes sont communs à l'invasion de toutes les maladies aiguës et ne pourraient avoir d'importance qu'autant que l'épidémie serait bien connue. Nous vous conseillons même de ne point vous arrêter trop à ces épiphénomènes qui pourraient avoir pour effet de vous inspirer des craintes mal fondées; le mal de la peur constitue une véritable maladie, dont les conséquences ne sont pas toujours sans danger.

Voici d'autres symptômes qui devront éveiller toute votre attention.

Le choléra débute pendant la nuit ou dès

le matin ; il s'annonce par un malaise général accompagné d'un sentiment *de brûlure au creux de l'estomac.* Bientôt surviennent de l'*oppression*, de la faiblesse, et l'expression souffrante des traits. Cette chaleur de l'estomac ne tarde pas à se changer en une *forte douleur* qui semble se propager dans tout le ventre. Ce symptôme ne manquant jamais, doit vous engager à agir promptement et à appeler à votre secours un médecin. Dans cette circonstance critique, quelques instans perdus peuvent avoir les conséquences les plus funestes. L'*occasion est pressante,* et c'est surtout ici qu'il convient d'appliquer cet axiôme si connu, si vrai, et cependant si peu observé, *principiis obsta, serò medicina paratur, etc.* Hâtez-vous, les momens sont chers, arrêtez, étouffez le mal dans sa source ; ne différez pas un instant ; sans quoi cette étincelle qu'un souffle pouvait éteindre aura bientôt incendié l'économie toute entière.

Dans la seconde période, on observe des douleurs violentes d'entrailles qui s'accompagnent de hoquet, d'éructation, vomissemens, déjections alvines très fréquentes, soif ardente ; à ces symptômes viennent se joindre des contractions spasmodiques des muscles du ventre et du diaphragme, contractions qui sont telles que les mouvemens *inspirateurs* et *expirateurs* deviennent impossibles. Ne serait-ce pas là la cause de l'asphixie lente à laquelle les malades semblent succomber ?

Dans la troisième période, aux symptômes précédens se joignent une disparution complète des forces, le refroidissement des extrémités supérieures et inférieures ainsi que celui du bout de la langue. Les ongles deviennent bleus ; une chaleur interne brûlante, des crampes, des convulsions se font sentir. Les traits sont profondément altérés ; les yeux se cavent et s'entourent d'un cercle bleu noir. Bientôt cette couleur envahit tout le corps, et l'individu succombe au milieu d'un sommeil léthargique précurseur de la mort[1].

On remarque que le plus souvent le malade conserve toutes ses facultés intellectuelles ; il répond juste à toutes les questions, mais il paraît tout-à-fait indifférent à ce qui se passe autour de lui.

[1] Notre célèbre physiologiste, M. Magendie; qui a observé des cholériques à Sunderland, dit que les individus atteints se trouvent *cadavérisés* quelques instans après l'invasion de la maladie.

Lorsqu'on est assez heureux pour arrêter la maladie, on voit les symptômes disparaître peu à peu sous l'influence d'une sueur abondante et d'un sommeil réparateur.

DU TRAITEMENT PRÉSERVATIF.

On a remarqué que les individus en proie à des chagrins profonds, tourmentés de remords et occupés de projets sinistres étaient les premières victimes du fléau. Il n'est pas étonnant alors que deux hommes célèbres Diebittch et Constantin soient morts de cette maladie. Ces bourreaux de la Pologne pouvaient-ils avoir leur conscience tranquille au moment où ils conduisaient leurs hordes barbares contre ce peuple magnanime? Puisse la destinée de ces chefs, à défaut d'humanité, adoucir la férocité des vainqueurs!

Pour vous préserver du choléra, la première chose que vous devez faire, c'est de vous couvrir de laine de la tête aux pieds. Je sais qu'il est beaucoup de jeunes personnes qui ont horreur de la flanelle; mais, contre le danger de vivre au milieu de l'épidémie, on ne saurait assez s'entourer de moyens préservatifs. Et certes, l'expérience a prouvé que l'usage de la laine sur la peau était un moyen des plus efficaces. Les personnes qui ne pourront se résigner à porter *le gilet de flanelle*, seront obligées de prendre une *ceinture de laine* qu'on soutiendra au moyen de bretelles.

Lorsque l'épidémie commence, dit M. Mortemart, chacun doit se considérer comme un convalescent qui vient d'échapper à une grande maladie. Comme lui, on doit se tenir sur ses gardes contre tout ce qui pourrait déranger l'équilibre de la santé. Ainsi, il faut éviter les grandes fatigues et un repos trop prolongé; c'est sur la nourriture sur-tout que vous devez être très-réservé. Si votre régime se compose d'alimens succulens, tels que bœuf, mouton, veau, poisson, gibiers; si vous avez l'habitude de boire, pendant vos repas, du vin vieux coupé avec un tiers d'eau; si vous ajoutez quelques plats de légumes, des fruits mûrs à votre dessert, je vous dirai: Gardez-vous bien de rien changer à un tel régime; il est très propre à conserver votre santé et à vous mettre à l'abri de toute atteinte.

Évitez les pâtisseries lourdes, et surtout les substances acides qui présentent un commencement de fermentation; ainsi soyez sévère sur les fruits conservés et sur les confitures. Les acides en général conviennent peu. Vous ne devez pas oublier l'influence d'une longue habitude sur nos organes; ainsi, si vous avez celle de prendre du café au lait, ou à l'eau, du chocolat ou du thé, vous devez la continuer. Les boissons alcooliques doivent être proscrites. Le vin de bonne qualité et vieux est au contraire un puissant moyen de se préserver du choléra. On doit en faire un usage modéré et le couper avec de l'eau, ou le boire pur selon l'habitude ou le tempérament. M. de Mortemart cite un individu qui a été guéri d'un choléra commençant, par l'emploi du vin de Bordeaux [1].

La propreté du corps est une règle d'hygiène trop connue et trop bien observée par vous, pour que j'aie besoin de vous la rappeler. Cependant je vous observerai que pendant l'épidémie vous devez changer un peu plus souvent de linge que dans les temps ordinaires, mais vous devez

[1] On remarque que les pays où l'on ne fait point usage de vin, sont ceux où le choléra a fait le plus de victimes.

le faire avec précaution en ayant l'attention de ne mettre votre linge que bien sec et bien chaud. Vous ne devez pas négliger de veiller à la propreté de vos domestiques, car vous pourriez être victime de leur malpropreté, par leur rapprochement. Si vous avez l'habitude de prendre fréquemment des bains tièdes vous pourrez les continuer à condition toutefois qu'ils ne vous affaibliront pas.

Il serait utile de vous faire frictionner la peau soir et matin, soit avec une flanelle chaude imprégnée de la vapeur de sucre qu'on brûle sur des charbons ardens; soit au moyen d'une brosse anglaise.

Évitez le refroidissement des pieds; pour cela prenez des bas ou des chaussons de laine, et chaussez-vous de la botte imperméable ou du socque protecteur.

L'expérience a prouvé qu'il était utile de se laver les mains et la figure plusieurs fois dans la journée. On pourra se servir d'eau tiède dans laquelle on mettra quelques gouttes d'eau de Cologne, ou mieux du chlore.

Il sera prudent que vous ne sortiez jamais le matin à jeun. M. de Mortemart recommande à ce sujet les précautions suivantes : « Prendre toutes les fois que l'on sort un morceau de sucre trempé dans de l'eau de menthe ou dans un peu de vin. Se rincer la bouche avec de l'eau et du vin en se réveillant et en faire autant toutes les fois qu'on rentrera chez soi. »

La propreté des appartemens et la salubrité de la maison qu'on habite, sont tout aussi indispensables que celles du corps. Il faut être attentif à ne laisser jamais accumuler des ordures, résultat du balayage, soit dans la cuisine soit dans les lieux voisins de l'appartement. Les débris de végétaux en putréfaction sont surtout fort nuisibles. Vous aurez soin de vous assurer de l'état des plombs, des éviers et des latrines. Si de mauvaises odeurs s'exhalent de ces lieux, il faudra les détruire en y versant du chlore mêlé avec trois parties d'eau [1]. Les alcoves et le dessous

[1] EAU CHLORURÉE.

Prenez : Chlorure de chaux sec. . . . . une once.
Eau commune. . . . . un litre.

On verse sur le chlorure de chaux une petite quantité d'eau, pour l'amener à l'état pâteux ; puis on le délaie dans la quantité d'eau indiquée. On tire la liqueur à clair et on la conserve dans une bouteille de verre ou de grès bien bouchée.

On peut employer avec avantage l'eau chlorurée préparée avec le chlorure d'oxide de sodium. On met une once de chlorure dans douze onces d'eau.

des lits devront devenir l'objet de vos soins. Vous aurez l'attention d'y établir des courans d'air si c'est possible, et d'y répandre des odeurs aromatiques, telles que celles de l'encens, des baies de genièvre; mais un moyen préférable sera de placer dans les appartemens que vous habitez, des assiettes remplies de chlore et d'eau (une partie de chlore sur quatre parties d'eau). Ce moyen a pour effet de desinfecter l'air; le chlore a la propriété d'attirer à lui et de neutraliser toutes les particules délétères qui se trouvent répandues dans l'appartement.

Une observation qui a été faite en Russie, c'est que les pays couverts de forêts, placés au milieu de provinces infectées, ont été préservés entièrement de ce fléau. Si cette remarque est vraie, comme nous n'en doutons pas, il resterait à expliquer l'action des arbres sur le principe morbifique. Voici notre explication que nous ne donnons au reste que comme simple hypothèse : s'il était vrai que la *cause déterminante* du choléra fût une trop forte accumulation d'électricité répandue dans l'air et produite par un trouble météorologique que nous ne pouvons apprécier, nous dirions, qu'une grande quantité d'arbres, hérissés de milliers de pointes qui plongent dans l'air, *attirent* et *fixent* sur eux cet excès d'électricité dont la propriété est d'agir sur tel système d'organes.

DU TRAITEMENT DU CHOLÉRA

EN L'ABSENCE DU MÉDECIN OU EN ATTENDANT SON ARRIVÉE.

Vous ne devez pas perdre de vue que des secours doivent être apportés au malade dès le moment où se manifesteront les premiers symptômes de la maladie. Ces symptômes consistent comme vous savez, en un sentiment de *brûlure au creux de l'estomac qui s'accompagne bientôt d'une douleur excessive dans tout le ventre.* Dès-lors vous ne devez plus avoir de doute sur l'existence de la maladie, vous devez agir vivement et promptement; voici la conduite que vous avez à tenir.

Vous faites préparer un lit dans une chambre bien aérée, en ayant soin qu'il soit bien chaud au moment où le malade y entrera; il doit y tenir la position horizontale qu'il gardera jusqu'à ce que tout danger soit passé. Dès que le malade sera couché on lui fera prendre une tasse d'infusion bien chaude de fleurs de camomille ou de tilleul. Pour ne point perdre de temps il serait bon pendant l'épidémie, de tenir nuit et jour de l'eau bouillante devant le feu, de cette manière l'infusion théiforme de camomille pourrait être prête en quelques secondes, il n'y aurait pas eu de temps perdu. Au contraire il s'écoulerait un temps effroyablement long, si pendant la nuit on était obligé de faire allumer du feu pour obtenir de l'eau bouillante. Cette perte de temps serait peut-être la cause de celle du malade. Car il faut que vous sachiez que de toutes les méthodes de traitement celle qui a pour base l'eau bien chaude prise en grande quantité, est celle qui compte le plus de succès.

Il faudra réchauffer les surfaces refroidies du corps par tous les moyens possibles; ainsi vous envelopperez le malade de couvertures bien chaudes, vous promenerez sur tout le corps une tuile ou morceau de fer bien chaud. Vous pourrez le frictionner avec un liniment camphré [1]. Cependant je vous conseillerai de donner la préférence à des frictions sèches faites avec de la laine ou mieux avec une brosse douce et sèche. Si malgré tous ces moyens la maladie fait des progrès; si le malade étouffe, on ne doit pas balancer un instant à pratiquer une large saignée, surtout si le sujet est jeune et robuste. S'il y avait menace de congestion vers la tête on appliquerait des sangsues derrière les oreilles, ou bien des ventouses scarifiées derrière le cou.

Des sinapismes de farine de moutarde appliqués aux extrémités, sur le ventre même, serviront puissamment à établir une bonne réaction. Les ventouses sèches ou même scarifiées sur l'abdomen seraient d'un grand secours.

Si le malade ne pouvait évacuer on ne balan-

[1] LINIMENT CAMPHRÉ.

Prenez : Eau-de-vie............ une chopine.
Vinaigre fort.......... une demi-chopine.
Farine de moutarde..... une demi-once.
Camphre............. deux gros.
Une gousse d'ail pilée.

Mettez le tout dans un flacon bien bouché, et faites infuser pendant trois jours au soleil ou dans un endroit chaud.

cerait pas à lui faire prendre quelques grains d'émétique (deux grains d'abord) pour le faire vomir convenablement; on pourrait y ajouter une once de sel de Glaubert pour amener quelques évacuations alvines.

Si les vomissemens devenaient trop fréquens on aurait recours aux préparations opiacées. On donnerait par exemple, la potion suivante :

D'eau de tilleul distillée........	trois onces.
D'oranger	deux gros.
Éther sulfurique.............	dix gouttes.
Laudanum liquide...........	trente gouttes.
Sirop de sucre...............	demi-once.

Si des coliques accompagnées de selles fatigantes, prenaient un caractère de persistance on aurait recours aux demi-lavemens d'eau de graine de lin ou de racine de guimauve avec addition de 12 à 15 gouttes de laudanum.

Si le malade venait à éprouver une grande soif, il ne faudrait pas balancer à lui permettre quelques gorgées d'eau froide; ou mieux quelques morceaux de glace placés dans sa bouche calmeraient infailliblement cette chaleur ardente qui fait souvent le désespoir du malade.

Vous voyez que je ne vous parle d'aucun remède spécifique. C'est qu'en effet on a reconnu que les prétendus spécifiques étaient loin de mériter ce nom. Ainsi le bismuth, le calomel, l'huile de cajeput, etc., etc... proclamés d'abord comme des remèdes héroïques sont aujourd'hui abandonnés de tous les médecins.

Voici le traitement qui selon M. Londe a eu le plus de succès à Varsovie :

« Dans les premiers momens pratiquer une saignée générale ; donner à l'intérieur l'eau chaude, ou infusion aromatique quelconque, mais tellement légère, que l'introduction du calorique dans l'économie soit le seul effet de cette infusion, qui ne doit pas être tiède, mais aussi chaude qu'il pourra le supporter; donner de ce liquide tous les quarts d'heure une mesure de la huitième à la quatrième partie d'un litre, suivant l'âge du sujet, jusqu'à ce que la chaleur animale ait reparu. Quelquefois 15 mesures suffisent, d'autres fois il faut aller jusqu'à 80. Le médecin qui use de cette méthode y joint tous les moyens extérieurs qui tendent à rappeler la chaleur à la periphérie, les frictions avec l'alcool chaud, etc., etc. Les signes de congestion qui se manifestent quelquefois avec le retour de la chaleur, sont combattus par une nouvelle saignée, des sangsues, des réfrigerans sur la tête, etc. La constipation l'est par la rhubarbe.

La mortalité dans l'hôpital des Juifs (médecin M. Bernsztayn) où cette méthode est mise en usage est beaucoup moindre que partout ailleurs. Elle n'est guères que d'un sur vingt quand les malades arrivent à temps et sont dans des conditions favorables. Les convalescences sont aussi plus courtes, et M. Londe n'y a jamais vu ni œdème, ni anasarque terminer le choléra. »

(*Ext. de la Lancette.*)

Dès que l'épidémie commencera il sera bon de faire l'achat de quelques drogues que vous tiendrez toutes prêtes, dans le cas où vous auriez quelqu'un des vôtres à soigner. Voici comment vous devez par précaution composer d'avance votre petite pharmacie :

1° Éther sulfurique................	Une demi-once.
2° Laudanum liquide..............	Une once.
3° Émétique..........................	9 grains en 3 paquets.
4° Alcool à 33 °/₀................	Quatre onces.

5° Eau de Menthe poivrée...........	Une demi-bouteille.
6° Fleur de Camomille, de Mélisse, de Tilleul, Thé ; de chaque.......	Une once.
7° Ammoniaque liquide.............	Demi-once.
8° Bon vinaigre...................	Une bouteille.
9° Farine de Moutarde.............	Une livre.
10° Farine de graine de Lin.........	Deux livres.
11° Racine de Guimauve............	Quatre onces.
12° Uue brosse anglaise pour brosser la peau.	
13° Sulfate de soude..............	3 onc. en 3 paquets.
14° Chlorure de sodium............	2 ou 3 bouteilles.
15° Camphre......................	4 onces.

Tels sont les médicamens que le médecin peut employer pendant le traitement. On conçoit qu'on doit se les procurer d'avance, lorsque surtout l'on est éloigné de toute pharmacie. L'achat d'ailleurs de ces médicamens ne sera jamais fait en pure perte ; on trouvera probablement tôt ou tard à les utiliser, car ils sont d'un usage général en médecine.

Je ne terminerai pas sans vous parler d'une méthode italienne, dont le seul inconvénient, dit-on, est de faire *mourir de plaisir*. Cette expression est le cachet du lieu de son origine. Quoi qu'il en soit, elle consiste à placer le malade dans une boîte à vapeur. On porte jusqu'à 30 degrés de température la vapeur qu'on dirige sur tout le corps du malade. A défaut de boîte on pourrait se servir d'une chemise de taffetas gommé ou mieux d'étoffe imperméable dans laquelle on enfermerait le malade, etc., etc... Cette méthode a été récemment vantée par les Italiens; mais je ne crois pas que l'expérience l'ait encore consacrée.

Une pensée consolante, c'est qu'il est bien prouvé que le choléra fait d'autant moins de victimes qu'il se rapproche de nos pays. Ainsi d'après une note fort curieuse de M. le baron de Voght, la mortalité serait dans les proportions suivantes :

A Lemberg	sur 1000 habitans	il est mort	57	individus.
Mitteau,	idem.	idem.	37	idem.
Riga,	idem.	idem.	31	idem.
Posen,	idem.	idem.	19	idem.
Dantzig,	idem.	idem.	13	idem.
Stettin,	idem.	idem.	7	idem.
Berlin,	idem.	idem.	5	idem.
Vienne,	idem.	idem.	5	idem.
Hambourg.	idem.	idem.	2	idem.

Nous croyons en finissant, devoir rapporter deux observations d'affections cholériques que nous avons recueillies à Paris pendant le mois de janvier dernier.

Ire OBSERVATION.

M. C...se ancien notaire, âgé de soixante ans, d'un tempérament sanguin, d'une forte constitution, jouissant habituellement d'une excellente santé, se trouva incommodé dans la nuit du 1er au 2 janvier de cette année. Ce jour-là il avait dîné en famille chez ses enfans. Le dîner fut gai et j'eus occasion d'y remarquer l'appétit bien prononcé de M. C...se. Cependant il n'y fit aucun excès, il y mangea selon son habitude. Le soir il se retira à pied. De la rue Saint-Guillaume à celle du Pont-de-Lodi le trajet est court, mais le temps était froid et brumeux. Le malade fut agité pendant la nuit, par un peu de gêne dans la respiration accompagnée de crampes dans les bras. Appelé près de lui le 2 janvier vers cinq heures du soir, je le trouvai dans l'état suivant :

La figure était rouge, animée; mais les yeux étaient cernés et abattus, le malade accusait une gêne dans la respiration ; il lui semblait, disait-il avoir un poids sur la poitrine. A partir des aisselles jusqu'aux extrémités des doigts, du côté interne des bras, il sentait des crampes douloureuses accompagnées d'un refroidissement des mains et de l'avant-bras. Le pouls ne donnait que *trente* pulsations par minute. La langue était rouge sur ses bords. Le malade eut plusieurs vomissemens dans la journée, ils amenèrent une matière jaunâtre liquide ; aucun aliment ne fut rendu.

Du reste point de douleur dans le ventre ; le froid ne se faisait sentir qu'aux extrémités supérieures, les pieds et les jambes conservaient leur chaleur naturelle.

En faisant frictionner fortement la région du cœur avec de l'eau de cologne, les mouvemens de cet organe perdaient de leur lenteur, mais dès qu'on cessait, le pouls revenait à 30 pulsations par minutes. Pour rappeler la chaleur aux extrémités, je fis plonger les mains pendant quelques minutes dans un maniluve très-chaud. Ce moyen réussit, et depuis cet instant le froid ne se fit plus sentir. La gêne de la respiration et la lenteur du pouls persistant je me décidai à pratiquer une forte saignée du bras. Je fis prendre au malade quelques tasses de tisanne de tilleul très-chaude ; vers onze heures du soir la circulation était moins lente, aucun vomissement n'avait eu lieu.

Le lendemain, 3 janvier, je trouvai le malade dans un état satisfaisant. Je comptai 65 pulsations par minute; et je le considérai dès-lors hors de tout danger. Quelques jours suffirent en effet pour son entier rétablissement.

Il y a eu évidemment chez M. C...se un *choléra partiel*. Les symptômes caractéristiques du choléra sont, les crampes, le vomissement, le refroidissement des extrémités, et la lenteur du pouls, etc. Or, ses principaux symptômes se trouvaient réunis chez le malade en question. D'ailleurs je ne vois pas à quelle maladie autre que le choléra on pourrait rapporter ce groupe de symptômes.

IIme OBSERVATION.

Madame Stotrz, demeurant rue Caumartin, n° 9, âgée de trente ans, d'un tempérament sanguin, d'une forte constitution, accoucha le 26 décembre dernier, après quelques heures de travail. Tout se passa parfaitement; aucun accident n'accompagna ses couches. Elle en était au dixième jour, lorsque vers cinq heures du soir elle fut prise d'un refroidissement subit de la moitié du corps.

Une ligne de démarcation bien tranchée existait entre la portion du corps refroidie et celle qui avait conservé la chaleur naturelle. Toute la portion du corps au-dessus de l'ombilic était froide au toucher. La malade sentait sa langue froide, ainsi que l'intérieur de sa poitrine; quelques crampes se faisaient sentir aux bras. On chercha tout aussitôt à rappeler la chaleur au moyen de serviettes très-chaudes qu'on appliquait sur la portion refroidie.

Au moment où j'arrivai près de la malade, la chaleur commençait à reparaître, le pouls avait une lenteur extraordinaire (35 pulsations par minutes). Je lui fis prendre quelques tasses d'une infusion très-chaude de camomille et quelques instans suffirent pour ramener la circulation à son type normal. Les autres symptômes disparurent en même temps.

Cette dernière observation fut recueillie à quelques jours de distance de la première. Leur analogie me frappa. Et dans l'une et l'autre j'ai cru reconnaître une affection cholérique. Du reste ce ne sont pas les seules que nous ayons observé. La fréquence de ces maladies s'explique, selon nous, par des dispositions atmosphériques, qui se sont montrées plus intenses à certaines époques qu'à d'autres.

P. S. Au moment de terminer ma lettre je reçois la note suivante communiquée à l'Académie de Médecine. C'est le dernier bulletin des progrès du choléra en Angleterre.

Sunderland,	malades	536,	morts	292.
Newcastle,	idem.	876,	idem.	279.
Gateshead,	idem.	390,	idem.	140.
North-Shields,	idem.	152,	idem.	40.
South-Shields,	idem.	8,	idem.	3.
Newburn,	idem.	279,	idem.	51.
Earsden-Colliery,	idem.	48,	idem.	6.
Walker-Poconship,	idem.	78,	idem.	20.
Kelton,	idem.	527,	idem.	69.
Kaddington,	idem.	59,	idem.	25.
Tranent,	idem.	73,	idem.	52.
Preston Paus,	idem.	28,	idem.	6.
North-Bewick,	idem.	4,	idem.	3.
Musselburg,	idem.	157,	idem.	46.
Leith,	idem.	1,	idem.	1.
Édimbourg,	idem.	3,	idem.	1.
Kerkentilloch, près de Glacow,	idem.	11,	idem.	6.
Total général	malades	3095,	morts	966.

On voit par ce tableau que le choléra parti de Sunderland a suivi dans sa marche une ligne droite pour ainsi dire, vers le nord. Nous trouvons encore là une preuve de *non-contagion*. Depuis son apparition à Sunderland, les populations circonvoisines n'ont cessé de communiquer également avec cette ville. Comment se fait-il donc que la maladie ne se soit propagée que dans les villes situées au nord? N'est-ce pas là une preuve certaine que le choléra n'est point *contagieux*, et qu'il ne saurait avoir d'autres causes de propagation que la marche d'un *trouble météorologique*?

FIN.

www.ingramcontent.com/pod-product-compliance
Lightning Source LLC
LaVergne TN
LVHW050457160826
845677LV00003B/815

* 9 7 8 2 3 2 9 6 6 4 5 7 6 *